PENICILINA @

Una guía simple sobre cómo tratar la infección bacteriana usando un ungüento para la piel

D1732932

Johnny Cole

TABLE OF CONTENTS

¿Un informe sobre la penicilina?

La penicilina fue descubierta hace más de 80 años. La penicilina y sus numerosos seguidores, todos con un efecto inhibidor selectivo de las bacterias, tuvieron un tremendo impacto en el tratamiento de las enfermedades infecciosas y en su panorama de aparición en las primeras décadas de su uso clínico ubicuo (1950-1980). El gran éxito clínico de los antibióticos cambió la actitud de la profesión médica hacia las infecciones bacterianas. Esto se refleja en una declaración de 1969 del Cirujano General, William H. Stewart, al Congreso de los Estados Unidos: "Es hora de cerrar el libro sobre las enfermedades infecciosas". de Salud y Servicios Humanos.

Los antibióticos son únicos entre los remedios farmacéuticos porque no dirigen su acción hacia nuestras propias células, sino selectivamente hacia células extrañas, bacterias que vienen del exterior e infectan nuestros tejidos. Su acción selectiva significa que deben apuntar a las diferencias fisiológicas y bioquímicas entre nuestras células y las células bacterianas para poder ejercer una actividad bacteriostática o bactericida. La propiedad clave de los agentes antibacterianos clínicamente útiles, entonces, es la selectividad. Se puede señalar que en la búsqueda de nuevos antibióticos en mohos y otros microorganismos, con Penicillium como ejemplo, se encontraron muchos antibióticos selectivos y útiles (p. ej., estreptomicina y rifampicina), pero también otros con un buen efecto antibacteriano pero sin selectividad, haciéndolos inutilizables para el tratamiento clínico de infecciones bacterianas. Estos últimos antibióticos muestran actividad inhibidora o letal tanto para las bacterias como para nuestras células, y en algunos casos (p. ej., adriamicina, bleomicina y mitomicina) han encontrado uso como agentes citostáticos en el tratamiento del cáncer, y luego bajo el estricto control habitual del oncólogo. , entre otras cosas, la función de la médula ósea.

La penicilina es un antibiótico que se encuentra entre los primeros medicamentos efectivos contra las acciones de las bacterias en los sistemas del cuerpo. La penicilina trata la infección bacteriana causada por estreptococos y estafilococos. Algunos antibióticos también encuentran su origen en la penicilina; tales pueden incluir amoxicilina.

La penicilina se puede clasificar en diferentes grupos según el uso. Estos incluyen:

• **Uso por boca – Penicilina V.**

La penicilina V también se conoce como fenoximetilpenicilina. Es la forma oralmente activa de la penicilina: puede ser en forma de polvo, tabletas o cápsulas. La penicilina V es adecuada para su uso en condiciones en las que no se necesita una alta concentración tisular. Es menos activo que la penicilina G que se discutirá a continuación.

• Vía intravenosa – Penicilina G:

La penicilina G también se conoce como bencilpenicilina. Es la penicilina estándar más alta. La penicilina G típicamente no está en forma oral a diferencia de la penicilina V, debido a su inestabilidad en el ácido clorhídrico del estómago. La penicilina G es precisa para usar cuando las condiciones, donde se requieren altas concentraciones en los tejidos, se comparan con la fenoximetilpenicilina - penicilina V porque el medicamento se administra por vía parenteral. Estas concentraciones más altas cambian para aumentar la actividad antibacteriana. El ingrediente activo sal de la pomada de penicilina es bencilpenicilina – penicilina G.

- **Vía intramuscular – Penicilina benzatínica.**

La penicilina benzatínica es una forma de penicilina, también conocida como bencilpenicilina benzatínica (rINN). Se absorbe gradualmente en la circulación, después de la inyección intramuscular, y se hidroliza a bencilpenicilina in vivo. Es el fármaco que se puede elegir cuando se requieren bajas concentraciones tardías de bencilpenicilina. Esto provoca una acción antibiótica retardada que puede demorar más de 2 a 4 semanas después de una sola dosis IM.

- **Penicilina procaína.**

La penicilina procaína también se conoce como bencilpenicilina procaína, y es un tipo de penicilina que es una combinación del agente anestésico local procaína y penicilina G. Para la inyección intramuscular profunda, se absorbe gradualmente en la circulación y se hidroliza a penicilina G, por lo que se utiliza cuando se necesitan bajas concentraciones retardadas de bencilpenicilina. El propósito de esta combinación es reducir el dolor y la incomodidad que viene con una inyección intramuscular considerable de penicilina. Se utiliza principalmente en entornos veterinarios.

Qué son los antibióticos?

Los antibióticos también son conocidos por ser medicamentos antibacterianos. Estos son medicamentos que destruyen el rápido crecimiento de bacterias dañinas en el sistema del cuerpo. Los antibióticos pueden estar en diferentes formas, que pueden incluir medicamentos o suplementos. Se escribe más explicación sobre esto en el curso del estudio.

Esta guía analizará un medicamento antibiótico, la penicilina: es un antibiótico que ayuda a tratar cualquier infección bacteriana en el sistema del cuerpo. Entenderemos el;

☐ Usos.

☐ Posología.

☐ el tipo de medicamentos que se combinan con la penicilina para tratar algunas otras infecciones

☐ El efecto secundario de la droga antes de su uso.

☐ El tipo de penicilina necesaria para su tipo de infección y los antibióticos probables que podrían funcionar para usted.

☐ Cómo la penicilina puede ayudar a tratar enfermedades bacterianas y ayudar a mantenerse activo y mantener un sistema inmunitario sano, y algunas otras cosas que debemos saber sobre la penicilina antes de usarla

Enfermedades infecciosas

A lo largo de la historia, las enfermedades infecciosas han sido el contribuyente más pronunciado a la mortalidad y morbilidad humanas, mientras que las enfermedades no transmisibles comienzan a rivalizar y, en ocasiones, a superar a las infecciones. En la actualidad, las enfermedades infecciosas todavía representan una gran proporción de muertes y discapacidades en todo el mundo y en ciertos países o territorios siguen siendo la causa más importante de mala salud.

Las enfermedades infecciosas son importantes problemas de salud pública tanto para los países en desarrollo como para los desarrollados. Los registros muestran que África e India sufren pérdidas de población significativas anualmente por efecto de enfermedades infecciosas y parasitarias. Se calculó que cinco millones de personas en África y dos millones en India, en su mayoría niños y adultos jóvenes, mueren cada año a causa de estas enfermedades. Los siete millones de muertes por enfermedades infecciosas de África e India representan el 70% de las muertes por enfermedades infecciosas en todo el mundo y el 13% de todas las muertes en todo el mundo.

Bacteria infections

¿Qué son los antibióticos?

Los antibióticos también son conocidos por ser medicamentos antibacterianos. Estos son medicamentos que destruyen el rápido crecimiento de bacterias dañinas en el sistema del cuerpo. Los antibióticos pueden estar en diferentes formas, que pueden incluir medicamentos o suplementos. Se escribe más explicación sobre esto en el curso del estudio.

Esta guía analizará un medicamento antibiótico, la penicilina: es un antibiótico que ayuda a tratar cualquier infección bacteriana en el sistema del cuerpo. Entenderemos el;

☐ Usos.

☐ Posología.

☐ el tipo de medicamentos que se combinan con la penicilina para tratar algunas otras infecciones

☐ El efecto secundario de la droga antes de su uso.

☐ El tipo de penicilina necesaria para su tipo de infección y los antibióticos probables que podrían funcionar para usted.

☐ Cómo la penicilina puede ayudar a tratar enfermedades bacterianas y ayudar a mantenerse activo y mantener un sistema inmunitario sano, y algunas otras cosas que debemos saber sobre la penicilina antes de usarla

Enfermedades infecciosas

A lo largo de la historia, las enfermedades infecciosas han sido el contribuyente más pronunciado a la mortalidad y morbilidad humanas, mientras que las enfermedades no transmisibles comienzan a rivalizar y, en ocasiones, a superar a las infecciones. En la actualidad, las enfermedades infecciosas todavía representan una gran proporción de muertes y discapacidades en todo el mundo y en ciertos países o territorios siguen siendo la causa más importante de mala salud.

Las enfermedades infecciosas son importantes problemas de salud pública tanto para los países en desarrollo como para los desarrollados. Los registros muestran que África e India sufren pérdidas de población significativas anualmente por efecto de enfermedades infecciosas y parasitarias. Se calculó que cinco millones de personas en África y dos millones en India, en su mayoría niños y adultos jóvenes, mueren cada año a causa de estas enfermedades. Los siete millones de muertes por enfermedades infecciosas de África e India representan el 70% de las muertes por enfermedades infecciosas en todo el mundo y el 13% de todas las muertes en todo el mundo.

infecciones bacterianas

Las bacterias son organismos vivos que poseen una sola célula. Cuando las bacterias se ven con un microscopio, tienen forma de espirales, bolas o varillas. La mayoría de las bacterias no son dañinas, pero las que son infecciosas enferman a las personas en su sistema corporal. Muchas de estas bacterias son útiles en uno u otro. Algunas de estas bacterias pueden funcionar como anticuerpos que ayudan a combatir las células que causan enfermedades, y algunas ayudan a agregar vitaminas al cuerpo, mientras que otras también pueden ayudar a la digestión rápida de los alimentos. Los alimentos saludables como el queso y el yogur también contienen bacterias.

A pesar de todas estas ventajas de las bacterias, aquellas que son infecciosas y causan enfermedades en el sistema del cuerpo, como Escherichia coli, estreptococos y estafilococos, pueden enfermar el cuerpo. Se regeneran muy rápido y producen toxinas que dañan el tejido corporal y debilitan el sistema. Entonces, ¿qué podemos usar para prevenir el efecto de las bacterias dañinas en el sistema del cuerpo? Usamos Antibióticos.

La Organización Mundial de la Salud (OMS) en 2005 clasificó las infecciones como la principal carga mundial de enfermedad y la principal causa de mortalidad en los niños. Las infecciones respiratorias agudas son la principal causa infecciosa de muerte en todas las edades, en todo el mundo. Las cargas actuales de enfermedades bacterianas comunitarias y hospitalarias esenciales incluyen infecciones pediátricas y resistencia a múltiples fármacos en organismos grampositivos y gramnegativos. El aumento de la prevalencia de la resistencia a los antibióticos ha dado lugar a una disminución progresiva de la efectividad de los agentes de espectro reducido y a un aumento de las infecciones difíciles de tratar. Más que nunca, la selección de la terapia antibiótica más adecuada se ha convertido en un desafío para los médicos.

¿Cómo funciona la penicilina?

Esta es una pregunta que ronda en la mente de algunos usuarios o clientes. Las bacterias en el sistema del cuerpo sintetizan paredes celulares. La penicilina mata esas bacterias al interferir con sus acciones en la pared celular. La interferencia de la penicilina en las bacterias se probó antes de que se produjera comercialmente para uso de los pacientes.

¿CÓMO?

Una de las familias del organismo, "Escherichia Coli", estuvo encerrada en penicilina durante treinta minutos. Se descubrió que durante ese período de tiempo, las bacterias no pudieron dividirse, lo que provocó la ruptura de su débil pared celular.

Pasos involucrados en la producción de penicilina

Los investigadores científicos se dieron cuenta de que los mohos individuales mataban a algunos organismos bacterianos. Sin embargo, necesitaban comprender completamente cómo utilizar este microbio antibacteriano y producir suficiente sustancia antes de que puedan fabricarse para uso médico. Los siguientes son los procesos involucrados cuando se trata de aprovechar el microbio antibacteriano y proporcionarlo.

El cultivo discontinuo alimentado es una técnica utilizada para cultivar células de penicillium. Estas técnicas someten a las células de penicillium a estrés, produciendo así mucha penicilina.

• El moho Penicillium produce el antibiótico penicilina.

• El proceso de aumentar la penicilina fue realizado por los científicos cultivando moho Penicillium en tanques de fermentación profundos, agregando algunos ingredientes y un tipo de azúcar.

• Luego, los científicos separaron el moho de penicilina del producto formado.

• Y por último, se purifica la penicilina para su uso y producción como medicamento antibiótico.

Usos de la Penicilina.

Generalmente, la penicilina es un medicamento antibiótico que lucha contra las bacterias. Funciona como un agente de anticuerpos en el sistema del cuerpo cuando se usa para luchar contra los organismos bacterianos. Funciona como un tratamiento para infecciones causadas por bacterias, tales como neumonía, gonorrea, infecciones de la vejiga, infección por salmonella, estafilococos,

H.influenzae H.pylori, estreptococos y más. Como sabemos que trata infecciones causadas por bacterias, las enfermedades pueden ser de Oído, Nariz, Piel, Garganta, Infecciones del Tracto Urinario (ITU), pulmones, vías respiratorias bajas, etc.

Nota:

No se puede utilizar para el tratamiento de infecciones causadas por virus.

Algunos datos esenciales sobre la penicilina.

• La penicilina funciona interfiriendo con las paredes celulares bacterianas.

• Menos del 1 por ciento de los clientes o usuarios son increíblemente alérgicos a la penicilina

- La penicilina tiene muchos antibióticos en su clase.

- Las penicilinas fueron el primer antibiótico que usaron los médicos.

- Los expertos atribuyen a Alexander Fleming el descubrimiento de la penicilina.

¿Eficacia de la penicilina?

Algunos pacientes pueden ser alérgicos al uso de penicilina. Por lo tanto, es esencial que el paciente se haga una prueba antes de usarlo. Del registro de aquellos que usaron penicilina y no tuvieron éxito, aquí hay un patólogo de Royal Infirmary en Sheffield, que intentó usar penicilina para tratar la sicosis de la barba pero no tuvo éxito. Esto puede deberse a que el fármaco no penetra en la piel. Este patólogo logró su objetivo usando penicilina para tratar una infección bacteriana en oftalmía neonatorum el 25 de noviembre de 1930. Además, trata a cuatro pacientes que tenían una infección ocular.

El efecto de la penicilina sobre las bacterias grampositivas

La penicilina es muy eficaz contra muchas bacterias grampositivas, incluidas las bacterias que causan

- Sífilis.

- Meningitis meningocócica.

- Gangrena gaseosa.

- Neumonía neumocócica.

- y algunas infecciones estafilocócicas y estreptocócicas.

El efecto de la penicilina sobre las bacterias gramnegativas

La mayoría de las bacterias gramnegativas resisten el impacto de los antibióticos, pero algunas bacterias causan la siguiente enfermedad que una alta concentración de penicilina o algunos tipos de penicilina tienen efecto. Por ejemplo, aquellas bacterias que causan la gonorrea son susceptibles. Debe comprender que la penicilina no afecta a la mayoría de los hongos, virus, protozoos y bacterias de la tuberculosis.

La penicilina es muy útil cuando se trata de tratar enfermedades infecciosas bacterianas y es un antibiótico valioso. Pero debido a la química del cuerpo y la forma en que cada individuo maneja su sistema corporal, la efectividad de la amoxicilina varía en cada individuo.

¿Cómo usar la penicilina?

Use la penicilina exactamente según lo prescrito por su médico. Cumpla con todas las instrucciones en la etiqueta de la prescripción. No tomes decisiones innecesarias pensando; usted está tratando de hacer que funcione más rápido tomando una cantidad mayor o menor que la dosis recomendada. Tome este remedio a la misma hora todos los días.

Crema de penicilina y usos.

La pomada de penicilina, que también se conoce como crema de penicilina, se puede utilizar para el control, la mejora y el tratamiento de prevención de las siguientes afecciones:

• Infección bacteriana del oído medio.

• Infección de las vías respiratorias bacterianas.

• Infección de bacterias de los huesos.

• Infección de bacterias de la garganta.

• Infección de bacterias de la nariz.

• Infección bacteriana del tracto gastrointestinal.

• Infección de la piel bacteriana llena de pus.

• Infección de bacterias que se transmite sexualmente.

- Infección de bacterias del sistema nervioso central.

- Infección bacteriana de una herida.

- Infecciones bacterianas en recién nacidos.

- Cuando hay gas en los tejidos.

- Cuando hay un dolor en la causa común por garrapatas.

- Cuando hay inflamación cerebral.

- Cuando hay inflamación articular.

- Cuando hay inflamación del corazón.

- Cuando hay fiebre por mordedura de rata.

La siguiente lista anterior es para qué se puede usar la crema o pomada de penicilina.

Precauciones cuidadosas a seguir cuando se

usa crema de penicilina.

Antes de usar la crema de penicilina, es necesario que le informe a su médico el tipo de medicamento que está usando en ese momento. Puede variar de la siguiente lista;

- El producto se obtuvo sin receta, por ejemplo, suplementos herbales, vitaminas, etc.

- Uso de medicamentos en base a la enfermedad preexistente, el estado de salud actual, alergias por ejemplo, cuando tenga una próxima cirugía, embarazo.

Algunas condiciones de salud pueden hacerlo más vulnerable a los efectos secundarios del medicamento. Estas son las menores de las razones por las que su médico debe conocer su estado de salud antes de utilizar la pomada de penicilina. Además, debe usar como lo indique el médico o seguir discretamente las instrucciones impresas en el paquete del producto o el prospecto dentro del paquete del producto.

La dosis depende de su estado de salud.

Las siguientes son las precauciones que debe tener en cuenta cuando use o vaya a usar la pomada de penicilina.

• Evite usar otro producto con ungüento de penicilina en el área tratada, excepto cuando se lo indique su médico.

• Evite usar una cantidad excesiva en el área tratada para evitar la formación de bolitas.

• No permita que este medicamento entre en contacto con sus ojos, nariz o boca.

- No use penicilina si es alérgico a ella

- Visite a su médico antes de la pomada de penicilina piel quemada por el sol, piel seca, piel agrietada, piel irritada o heridas abiertas,

- No es recomendable el uso de penicilina durante el embarazo y la lactancia.

- Si es necesario, debe usarlo, ya que un paciente que es alérgico a él, debe usarse con cuidado.

- No tome el ungüento de penicilina por vía oral.

- Lávese bien las manos antes y después de aplicar este medicamento.

- Limpie y seque el área de la piel en la que desea aplicar este medicamento.

- Después de aplicar, no lave el área inmediatamente.

Interacción de la crema de penicilina con otras drogas.

El uso de otros medicamentos o productos de venta libre al mismo tiempo que el ungüento de penicilina puede cambiar el efecto de la crema y también aumentar sus posibilidades de tener sus efectos secundarios. Como se mencionó anteriormente, infórmele a su médico sobre todos los suplementos herbales, medicamentos y vitaminas que está usando para que pueda ayudarlo a prevenir las interacciones entre medicamentos. El siguiente medicamento puede interactuar con el uso de la pomada de penicilina cuando se usa.

- Colestipol

contradicciones

La crema de penicilina no debe usarse si es hipersensible.

Efectos secundarios de la crema de penicilina.

Las pomadas de penicilina siempre son muy seguras de usar. Sin embargo, también tienen algunos efectos secundarios. Uno de los efectos secundarios más importantes es una reacción alérgica, que puede ser grave. El efecto secundario también puede denominarse reacciones adversas de los medicamentos, y son algunas experiencias que se obtienen, en contra de las expectativas o funciones significativas de un medicamento en particular.

Posible efecto secundario de la pomada de penicilina

Los siguientes son los posibles efectos secundarios que pueden verse cuando se usa la crema de penicilina. Estos efectos secundarios son posibles pero no siempre ocurren. Pero si nota alguno de esos efectos secundarios, es recomendable que consulte a su médico de inmediato.

• Hinchazón de los tejidos en el riñón.

• La sensación de enfermedad del suero

• Cuando empiece a tener reacciones alérgicas graves raras

• Cuando hay una disminución irracional en el recuento de glóbulos blancos

• Cuando note convulsiones después de su uso.

• Escalofríos.

- Tiene sensación de fiebre.

- Cuando comience a sentir algunos síntomas de disminución del nivel de plaquetas en la sangre.

- Anemia.

- Sientes dolor muscular.

Puede haber otros efectos secundarios no mencionados anteriormente, tal vez debido a la química de su cuerpo. Pero si comienza a notar algunas reacciones adversas diferentes no mencionadas anteriormente, consulte a su médico de inmediato.

Reacción adversa común de la droga

Algunas reacciones adversas comunes del medicamento que ocurren en más del 1 por ciento de los pacientes que usan penicilina son;

- Diarrea.

- Hipersensibilidad.

- Náuseas.

- Sarpullido.

- Neurotoxicidad

- Urticaria.

- Superinfección (incluyendo candidiasis).

Sobre la autora

La Dra. Tony Cole es profesora de fisiología humana y dedica apasionadamente su tiempo al conocimiento en su campo. También es editora. Su artículo sobre diferentes temas sobre cómo el sistema del cuerpo debe abordarse médicamente ha aparecido en publicaciones profesionales líderes y su trabajo ha sido perfilado en cientos de otros informes de los medios.

Expresiones de gratitud

En primer lugar, mi agradecimiento a Dios Todopoderoso por la oportunidad de cotejar este manuscrito. Y por último a todos los que me apoyaron en especie y dinero, en ideas y diseño. Que dios los bendiga a todos.

GRACIAS POR LEER

Manufactured by Amazon.ca
Bolton, ON

27324853R00024